DE L'ÉVOLUTION

ET

DE L'ADAPTATION DE LA TÊTE

DANS LES

APPLICATIONS DE CÉPHALOTRIBES

PAR

J.-E. WUILLOMENET

DOCTEUR EN MÉDECINE

LYON

IMPRIMERIE TYPOGRAPHIQUE H. ALBERT

6, *quai de la Guillotière*, 6

1880

DE L'ÉVOLUTION & DE L'ADAPTATION DE LA TÊTE

DANS LES

APPLICATIONS DE CÉPHALOTRIBES

LYON. -- IMP. H. ALBERT Q. DE LA GUILLOTIÈRE, 6

DE L'ÉVOLUTION

ET

DE L'ADAPTATION DE LA TÊTE

DANS LES

APPLICATIONS DE CÉPHALOTRIBES

PAR

J.-E. WUILLOMENET

DOCTEUR EN MÉDECINE

LYON

IMPRIMERIE TYPOGRAPHIQUE H. ALBERT

6, quai de la Guillotière, 6

1880

AVANT-PROPOS

Les différents moyens proposés depuis longtemps en obstétrique pour réduire le volume de la tête gardent tous leurs partisans plus ou moins exclusifs. Le débat n'est nullement clos entre le céphalotribe, le crânioclaste, le forceps-scie, le sphénotribe, les pinces à os et tous les perforateurs imaginés ou réinventés dans ces dernières années. Nous n'en voudrions pour preuve que l'invention de ces nombreux moyens, toujours insuffisants puisqu'ils sont en état de modification incessante. Mais nous aimons mieux trouver la démonstration de ce fait dans quelques mémoires intéressants parus récemment, sur ce sujet, soit à l'étranger, soit en France.

Les travaux de Wiener (1), de Fritsch (2), de Kleinwaech-

(1) *Archir für gynekologie,* (*Credé,*) 1877, Kephalotriptor oder kranioklast, von Dr M. WIENER, assistentzarzt in Breslau.

(2) Der kephalotriptor und Braun's kranioklast. (Von Dr Heinrich FRITSH), *Sammlung klinischer Vortraege, von Richard* VOLKMANN 1878.

ter (1), de Wasseige (2), de Guyon (3), sont bien propres à démontrer que le céphalotribe accepté par la majorité des accoucheurs français est loin d'avoir cause gagnée à l'étranger.

Dans notre pays, la question a sommeillé depuis 1863, époque à laquelle parurent à la fois le mémoire de Pajot (4), la thèse de Lauth (5), et celle de Verrier (6). Notre intention est de passer en revue les différentes objections faites depuis lors au céphalotribe, les avantages attribués à ses rivaux par leurs partisans, et de voir dans quelles limites ces objections sont réfutées, dans quelle proportion des avantages analogues sont obtenus par l'application au céphalotribe du principe de la liberté d'évolution de la tête, et au besoin de rotation artificielle.

Prenant pour point de départ l'année 1863, époque où Simpson venait d'inventer son crânioclaste, nous énumèrerons succinctement, dans un premier chapitre, les résultats et les conclusions des principaux travaux parus depuis lors, en insistant sur les critiques adressées au céphalotribe, critiques plus vieilles, bien entendu, que les instruments qu'elles ont fait naître.

Dans un second chapitre, nous verrons quelles modifications a subies le céphalotribe sous l'influence de ces critiques et de la perception plus nette de ses imperfections.

---

(1) *Wiener klinik*, *Juli* 1876. Die perforation und die extraction des perforirten Fruchtschaedel, von Kleinwaechter.

(2) WASSEIGE.— *Bulletin de l'Académie de médecine de Belgique,* 1877.

(3) GUYON.— Céphalotripsie intra-crânienne. (*Journal de médecine et de chirurgie pratique,* 1867), page 203.

(4) PAJOT. — *Archives générales de médecine* (1863).

(5) WERRIER. — *Thèse de Paris* (1863).

(6) LAUTH. — *De l'Embryothlasie et en particulier de la céphalotripsie.* (Thèse de Strasbourg, 1863).

Dans un troisième chapitre, nous insisterons sur les avantages des rotations artificielles, ou de la liberté d'évolution de la tête après la céphalotripsie et nous rapporterons quelques observations à l'appui.

Nous résumerons enfin, en quelques lignes, les conclusions que nous croyons pouvoir tirer de ce mémoire.

Avant d'entrer en matière, nous tenons à remercier tous nos maîtres dans les hôpitaux, et principalement M. le docteur Fochier, professeur agrégé et chirurgien en chef de la Charité, qui, avec la plus grande bienveillance, a bien voulu nous guider dans ce travail, en ne nous ménageant ni ses lumières, ni son temps.

CHAPITRE PREMIER

Critiques adressées au Céphalotribe.

Ces critiques sont pour la plupart déjà fort anciennes. Pour leur conserver toute l'autorité des accoucheurs qui les ont faites , nous nous appliquerons à citer rigoureusement des extraits de leurs travaux, et pour démontrer la persistance de leur actualité, pour les rajeunir en un mot, nous les chercherons surtout dans les mémoires des plus récents adversaires du céphalotribe.

C'est simplement pour mettre un certain ordre dans cette série de citations , que nous subdiviserons notre premier chapitre en trois articles, et que nous considérerons successivement les critiques des partisans du crânioclaste, celles qui ont conduit à l'emploi de la céphalotripsie intra-crânienne, celles enfin qui ont amené l'invention et l'application du forceps-scie. Dans un résumé qui sera la conclusion de ce chapitre, nous verrons naturellement que toutes ces critiques se ressemblent, quoique ayant donné lieu à des solutions différentes ; mais nous cherchons surtout, en ce moment, des garanties d'authenticité et d'impartialité dans leur exposé.

2

I

Critiques des partisans du Crânioclaste.

L'instrument de Simpson (1860) plus ou moins modifié est le rival du céphalotribe qui a conservé le plus de partisans. Dans ces dernières années, un travail considérable, celui de Wiener (loc. cit.), une clinique importante, celle de Fritsch, fournissent des faits et des arguments en faveur des crânioclastes. Fritsch, qui préconise l'instrument de Braun, attaque le céphalotribe dans les termes suivants :

« Le céphalotribe est un instrument grossier... les lésions « des organes maternels sont fréquentes..., souvent elles « ont passé inaperçues par suite de la gravité de l'état « fébrile. »

Quant à la prise, elle ne serait pas toujours possible : « Lorsque la tête présentait une position extra-médiane ou comme cela arrive fréquemment dans les ventres en besace, lorsqu'elle reposait sur la symphyse, il a été souvent impossible de la saisir toute entière entre les cuillers. »

Cette prise imparfaite est la cause du glissement, et elle est mentionnée dans presque tous les auteurs.

« Dubois déjà, d'ailleurs, a fait la remarque que la tête était seulement saisie et réduite en partie, l'autre partie non comprimée gardant sa forme et ses dimensions. Credé (1) aussi dit :

(1) VERHAND : *Fur Geb.* Berlin III, page 28.

« Déjà, après quelques tractions, le céphalotribe commença à glisser, et comme, en examinant bien, il fut prouvé que l'instrument n'avait saisi que la partie postérieure, il fut enlevé, réappliqué, et la tête pût sortir. » Moi aussi, je puis citer un fait caractéristique à l'appui de cette affirmation : « On appliqua le céphalotribe pour un enfant de volume peu ordinaire ; la tête fut bien saisie et réduite, mais elle ne vint pas par les tractions. La version conduisit au but. En faisant l'examen de la tête de l'enfant, on vit que sa moitié postérieure (antérieure) avait été saisie par les cuillers et n'avait pas dépassé les tempes. En ce cas, on peut donc s'expliquer le glissement. »

« On a surtout incriminé la difficulté de la prise des cuillers, parce qu'en replaçant l'instrument, on peut blesser les parties molles et que malgré leur changement de position l'extraction est impossible Et l'on ne peut pas le mettre sur le compte de la maladresse du chirurgien . En effet cela es arrivé à des opérateurs expérimentés, comme Crédé, et d'autres, Crédé le dit lui-même : Il se servit de l'instrument le meileur et le plus long, celui de Busch; dans un cas, il glissa deux fois, de façon qu'il fallut faire la version pour arriver à l'extraction.

Dans l'année 1857, après s'être servi de l'instrument depuis 10 ans, il soignait une femme éclamptique ; le col était facile à élargir avec la main et la tête se trouvait dans un bassin généralement rétréci. Le forceps fut bien appliqué, mais ne put faire descendre la tête dans l'excavation. Le trépan de Kivisch ne put pas être facilement mis en place, et c'est pourquoi on fit la crâniotomie avec un perforateur, ayant la forme de ciseaux; ensuite, on appliqua l'instrument de Busch, et comme l'ouverture du crâne en fut masquée on fit une seconde perforation. Le céphalotribe glissa deux fois, fut enlevé, et Crédé pratiqua la version (1).

« A d'autres accoucheurs, comme on le sait d'ailleurs suffisamment bien, cela est arrivé encore bien plus fréquemment, et moi-même souvent j'ai mis de côté le céphalotribe, parce que déjà à la seconde application j'avais la certitude que la tête ne suivait pas et ne suivrait pas. »

« Le glissement toutefois provient surtout de la prise insuffisante de la tête; on peut dire cependant que le céphalotribe glisse moins, quand on fait précéder son application de la crâniotomie. La tête perforée et en partie vidée de sa pulpe, s'adapte mieux aux cuillers. Elle n'est pas toujours immobilisée, mais il faut se rappeler que cette mobilité légère n'est pas une contre-indication à l'application du céphalotribe, s'il est suffisamment long et a une bonne courbure.

« La tête est-elle encore élevée, elle est plutôt oblique que transversale, puisque la position transversale est amenée par le rétrécissement du détroit supérieur. Si en ces cas on applique transversalement le céphalotribe, le diamètre occipito-frontal passe du côté du conjugué et alors les tentatives d'extraction sont souvent infructueuses. L'extraction ne pourra se faire que lorsque le céphalotribe aura été tourné dans un diamètre oblique et la tête dans un autre. *Assez souvent aussi, il faut le dire, cette rotation se fait par les simples tractions; le céphalotribe tourne dans les mains de l'accoucheur, même sans que celui-ci le veuille*; alors souvent une cuiller passe en avant, la courbure pelvienne n'est plus en rapport avec celle du bassin, des lésions sont à craindre et l'extraction n'est plus possible ; il faut sortir l'instrument

---

(1) HENNIG *: uber perforation und kephalothripsis. Monatschrift fur geburt,* 1859 XIII. p. 45.

et faire une nouvelle application. Pour obvier à cet inconvénient on a fait des céphalotribes sans courbure pelvienne ; mais dans ces cas alors on ne peut plus saisir la tête dans une position extra-médiane au-dessus du détroit supérieur.»

Comment le céphalotribe diminue-t-il la tête? Voici comment répond Fritsch : « En divisant assez grossièrement d'ailleurs la tête en voûte, base et face, il est hors de doute que la voûte est réduite d'une façon véritable. Elle cède par la pression transversale, là où il n'y a pas d'obstacles, en bas et en haut ; le diamètre longitudinal est donc augmenté. Mais pour ce qui est de la destruction de la base dont parlent beaucoup d'auteurs elle n'est pas bien réelle. »

Et comment la face diminue-telle ?

« Il faut mesurer surtout le diamètre bi-zygomatique, qui a 75 millimètres en moyenne. Eh bien! des différents diamètres tels que celui de la machoire à la grande fontanelle, de la nuque à la racine du nez ou au maxillaire supérieur, pas un seul n'est diminué par le céphalotribe, et le bi-zygomatique conserve sa longueur, de telle façon que l'action si vantée du céphalotribe sur la base du crâne n'est pas réelle ; car le bi-zygomatique qui n'est pas diminué est plus large que la base du crâne. »

« En supposant donc le diamètre transversal de la face de 75 millimètres, la limite du céphalotribe est donnée par un un bassin ayant un conjugué de 75 millimètres.— Il est certain, toutefois, que l'extraction peut réussir dans des bassins ayant un plus petit diamètre ; mais la force qu'on est obligé de déployer alors, peut être bien nuisible à la femme. »

« J'ajouterai cependant que, dans les rétrécissements ordinaires de 8 à 9 centimètres, le céphalotribe peut certainenement être utile. »

Nous résumons les inconvénients :

« Lésions des voies maternelles avec leurs suites ;

Fréquentes applications du céphalotribe, à cause de son glissement et de sa rotation ;

Impossibilité de contrôler pendant son application ce qui se passe ;

Limite de son application dans des bassins n'ayant qu'un rétrécissement qui ne soit pas de beaucoup inférieur à 7 centimètres ;

Nécessité de la présentation de la tête. »

Telles sont les conclusions auxquelles arrive H. Fritsch, et il propose le crânioclaste de Braun, très-rapproché de celui de Simpson.

Cet instrument, dit l'auteur, employé dans beaucoup de cliniques est un des meilleurs extracteurs qui aient jamais existé, mais il n'est qu'extracteur et ne peut nullement réduire la base du crâne. »

Max Wiener (de Breslau) dans les archives de gynécologie de Crédé (loc. cit.) s'attache surtout par des statistiques à prouver la supériorité du crânioclaste sur le céphalotribe. Il s'exprime dans les termes suivants :

« Nous nous considérons comme autorisé à parler de la perforation et de l'extraction de la tête dans les bassins rétrécis, attendu que notre clinique a été une des premières en Allemagne à généraliser le crânioclaste.

Voici nos résultats :

Il a été pratiqué soit à la clinique, soit à la policlinique de 1865-1876, 101 perforations..... Jusqu'à l'année 1871, on s'est servi à la fois du céphalotribe, du crochet et du crânioclaste. On a fait l'extraction 20 fois, soit avec les crochets, soit avec la pince de Boër ; avec le céphalotribe, 17 fois ; avec le crânioclaste, 39 fois ; avec les forceps, 2 fois. Dans ces cas, on a remarqué que l'application du céphalotribe a échoué 11 fois sur 17, et le crânioclaste 7 fois sur 36.

Sur 101 accouchements, dans lesquels on eut recours à la perforation de la tête fœtale, il y eut 26 morts, soit 25.7 0/0. Dans ces 26 cas mortels :

Le céphalotribe fut employé 7 fois ;
Le crânioclaste   —   7 fois ;
Les crochets   —   3 fois ;
Le forceps   —   3 fois ;
La version après crâniotomie 3 fois ;

Les moyens employés ne sont pas indiqués dans 2 cas ;
La tête est venue la dernière dans 1 cas.

A la clinique et à la policlinique, le céphalotribe, sur 10 cas, a donné 4 morts ; le crânioclaste, sur 18 cas, n'a pas donné de mort.

En résumant et en comparant les faits dont nous avons parlé, nous arrivons à ces conclusions :

1º Dès que la perforation est nécessaire, il faut renoncer à tout autre mode d'accouchement, en particulier au forceps.

2º L'extraction doit suivre la perforation lorsqu'elle est encore possible. Bien entreprise, elle est sans danger, et l'expectation souvent ne fait qu'aggraver la situation, attendu que dans la plupart des cas l'extraction devient nécessaire plus tard.

3º Le céphalotribe glisse facilement à cause de sa légère courbure céphalique, surtout lorsque la tête est élevée, parce qu'en ces cas les cuillers ne peuvent saisir qu'un segment de la tête et qu'il n'y a pas de prise solide avec des os brisés.

4º Il augmente les difficultés de l'extraction, parce qu'il diminue les dimensions de la tête dans un sens, pendant qu'il les augmente dans l'autre.

5° Il est fréquemment l'occasion de lésions à cause de sa masse ; et dans un bassin généralement rétréci, on rencontre parfois de grandes difficultés à introduire de larges cuillers latéralement ; de plus, des lésions des voies maternelles peuvent se produire pendant cette application.

6° Enfin son emploi est plus fréquemment que celui du crânioclaste suivi d'affections graves. »

Rien de plus propre à faire saisir le désavantage du crânioclaste que les aveux de Fritsch sur le défaut de réduction de la base. Le crânioclaste n'a donc jamais été, même entre les mains de ses partisans, qu'un instrument d'extraction, et dès lors, il reste ce qu'il a toujours été, une simple pince à os perfectionnée, destinée à saisir et entraîner les parties réduites par un autre moyen.

II

Critiques des partisans de la Céphalotripsie intra-crânienne.

La céphalotripsie intra-crânienne a été réalisée à des degrés divers par le trépan de M. Guyon (1), le sphénotribe de M. Hubert (2), la pince-gouge de M. Fabbri (3) et divers

(1) KALINDÈRO. — *De la Céphalotripsie intra-crânienne, par la méthode du docteur F. Guyon* (Thèse de Paris, 1870).

(2) HUBERT. — *Mémoire de l'Académie de Médecine de Belgique,* 1860.

(3) J.-B. FABBRI. — Tenailles incisives pour détruire la base du crâne. — (*Bulletin de l'Académie de Médecine* 1873).

autres instruments qui ne sont que des modifications plus ou moins heureuses de ces trois types, par exemple, le céphalotribe de M. Chassagny.

Tandis que les partisans du crânioclaste se préoccupent fort peu de réduire la base du crâne, cette réduction est cherchée tout d'abord dans la céphalotripsie intra-crânienne, mais alors on aborde la base par l'intérieur de la boîte osseuse. Ces tentatives sont beaucoup plus comparables aux effets de la céphalotripsie que les manœuvres du crânioclaste, et l'autorité de leurs auteurs (Belges, Français et Italiens) est bien à la hauteur de celle des partisans anglo-germains de la pince à os de Simpson. Ils reprochent tous au céphalotribe le poids et le volume de l'instrument et son facile glissement; de plus (et c'est en ce sens qu'ils on dirigé les améliorations de leurs instruments), d'après eux, la base du crâne n'est jamais suffisamment attaquée par le céphalotribe.

MM. Hubert et Guyon ont eu pour objectif principal de se servir du trou vertébral comme point de repère.

L'instrument du Dr Hubert se compose non-seulement d'un tire-fond, mais encore d'une lame externe qui doit venir arrêter l'extrémité du tire-fond à mesure qu'il se rapproche de la base du crâne; par cette lame protectrice, l'instrument est rendu moins dangereux pour les organes maternels. Cette branche, large de 32 millimètres, n'offre qu'une seule courbure sur le plat. Elle présente une cuiller dont le bec, un peu renflé, est percé d'un trou évasé assez large pour recevoir et masquer le tire-fond. Son manche présente une gouttière destinée à recevoir le manche du terebellum. Enfin, sur cette gouttière, il y a une petite vis de pression, immobilisant les deux pièces de l'instrument et en faisant une excellente pince.

2

Hubert, après avoir rappelé comme ses prédécesseurs, les difficultés de la prise de la t'te par le céphalotribe, insiste surtout sur la transforation, en ces termes :

« Rendre la tête du fœtus ductile de façon que, sans danger pour la mère, elle puisse se mouler dans le rétrécissement et le franchir sous l'effort des contractions utérines ou de légères tractions, tel est le but de la transforation (1). Dans l'immense majorité des cas, il n'est pas indispensable que cet os soit atteint et il suffit que l'instrument ait traversé les rochers des temporaux ou même un seul, pour que la tête s'affaisse et se laisse pousser ou entraîner à travers des rétrécissements très-considérables. »

Ensuite, le même auteur, après avoir cité des statistiques sur la céphalotripsie, recueillie dans la thèse du Dr Lauth, auxquelles il ajoute les quarante-trois céphalotripsies de C. Braun de Vienne, conclut en disant que : « Ce bon serviteur qu'il ne faut pas laisser détrôner (Depaul, Clinique 1867), « cet instrument précieux qu'on ne saurait trop défendre contre ses détracteurs, est un instrument fort meurtrier, qui mérite d'aller rejoindre, dans le musée des antiques de la science, les ferrailles justement abandonnées d'un autre âge. »

M. le professeur Guyon a reconnu bientôt les difficultés de distinguer sûrement chaque fois le trou occipital à l'aide du cathétérisme pratiqué avec un gros instrument. Il a eu l'idée de faire le toucher intra-crânien, qui constitue en obstétrique une manœuvre toute nouvelle. Sans nous appesantir sur les instruments employés par lui, nous dirons que l'on se sert de deux tréphines et d'un petit forceps.

Dans cette méthode, le crâne perforé, l'opérateur explore

(1) E. HUBERT. — *Cours d'accouchements*, 1878, p. 210.

la cavité avec l'index, reconnaît facilement les parties cons-
tituantes, le sphénoïde, l'apophyse basilaire et enlève une
rondelle osseuse. Dès lors, la base du crâne est réductible,
car le sphénoïde est la véritable *clef de voûte* de cette
base.

Le fait fondamental de cette méthode réside donc dans la
distinction facile, assurée, méthodique, d'un point déterminé de la base du crâne et de sa réduction.

III

Critiques des partisans du Forceps-Scie

Van-Huevel, inventeur du forceps-scie en 1842, et ses
partisans plus ou moins chauds, tels que MM. Hyernaux,
Tarnier, Verrier, reprochent surtout au céphalotribe, comme
d'ailleurs les défenseurs du sphénotribe et du crânioclaste
d'augmenter les diamètres de la tête autres que le diamètre
saisi. Pour eux, l'agrandissement de la tête, lorsqu'elle est
au-dessus du détroit supérieur, rend l'engagement difficile, à
cause des difficultés que l'on rencontre dans beaucoup de cas
à placer le plus petit diamètre du crâne dans l'axe du plus
petit diamètre du bassin, et lorsque la tête est déjà enclavée
dans le bassin, il faut craindre l'attrition des parties molles
de la mère comprimées entre le sacrum et le pubis, par le
fait de l'augmentation des diamètres. C'est pour ce motif que
le forceps-scie, divisant la tête en deux segments, et dimi-

nuant ainsi un diamètre sans augmenter l'autre, leur paraît préférable. De plus, le grand avantage du forceps-scie serait de constituer une opération réglée jusque dans ses moindres détails, de faire surtout de l'extraction après la réduction une manœuvre méthodique, sans imprévu, sans tâtonnements. — Or, l'on n'a qu'à lire les observations (notamment celles rapportées dans la thèse du Dr Bachos) (1) pour voir que les manœuvres d'extraction demandent autant d'habileté et d'expérience que celles qui suivent habituellement la réduction par le céphalotribe.

Le forceps-scie, instrument si compliqué, conserve donc tous ses inconvénients et aucun avantage particulier ne les compense.

Résumé et Conclusions

Après cette rapide revue, faite à l'aide des travaux les plus récents, nous pouvons considérer les dangers et les difficultés du céphalotribe sous trois points de vue différents. Sous celui :

(A) *De l'application.*

Le volume et le poids du céphalotribe sont les seuls inconvénients qui lui appartiennent.

(1) BACHOS. — *Etude sur la Céphalotripsie et le Forceps-Scie* (Thèse de Paris, 1872).

(B) *De la prise de la tête.*

La prise serait souvent trop limitée, soit dans le sens de la hauteur, c'est-à-dire portant seulement sur la voûte, soit dans le sens de la longueur, c'est-à-dire portant seulement sur l'occiput ou sur le front. — Elle serait trop peu solide soit à cause de sa limitation, soit à cause du broiement lui-même qui transforme la tête en corps peu résistant à la pression, soit à cause de la faible étendue des surfaces comprimantes du céphalotribe.

(C) *De l'extraction.*

Ici les difficultés s'accumulent, parce qu'elles relèvent des précédentes.

Ainsi l'extraction serait rendue difficile :

1º Par le défaut de réduction de la base à la suite d'une prise défectueuse.

2º Par l'allongement du diamètre perpendiculaire au diamètre saisi.

3º Par la situation de ce diamètre allongé en rapport avec le conjugué rétréci.

4º Elle serait rendue dangereuse par les fractures esquilleuses avec perforation de la peau du crâne ou de la face.

CHAPITRE II

....

Les critiques que nous venons d'énumérer ont donné lieu à des modifications d'instruments ou de méthode qu'il est intéressant de suivre, surtout depuis l'invention du crânioclaste.

Les difficultés de l'application ont été diminuées par l'habileté avec laquelle les fabricants ont réalisé des instruments d'une puissance considérable et d'une légèreté relative très-suffisante. On peut dire qu'elles ne tiennent plus qu'au degré du rétrécissement, condition qui se présente avec tous les instruments.

Les difficultés de la prise, comme l'a fait remarquer H. Fritsch, sont, elles aussi, en rapport non-seulement avec le degré, mais avec la forme du rétrécissement, avec l'inclinaison du détroit supérieur, surtout et pour ainsi dire en rapport direct avec l'angle que font entre eux le plan du détroit supérieur et celui du détroit inférieur.

En effet, malgré la courbure pelvienne du céphalotribe, si cet angle est considérable, si l'excavation, en d'autres termes, a une grande hauteur, il sera toujours difficile d'introduire assez profondément les cuillers de l'instrument pour saisir largement la base du crâne; il sera difficile aussi d'amener le bec de ces cuillers assez en avant pour être sûr de briser cette base dans une grande étendue ou tout au moins dans sa portion médiane. Aussi ne doit-on jamais craindre, dans une céphalotripsie, d'enfoncer les cuillers trop profondément et de déprimer la commissure postérieure de la vulve avec le manche de l'instrument. Cette dépression n'a pas tant pour but de ramener les becs des cuillers en avant, que de saisir la base sur une grande étendue, de façon que, les becs étant en avant, le sommet de la courbure pelvienne se trouve sur le milieu de la base du crâne. Si on ne cherche pas à réaliser cette condition en portant les becs en avant, le céphalotribe, au lieu de glisser en arrière ou de saisir seulement l'extrémité postérieure de la tête, glisse en avant pendant les contractions ou n'étreint que l'extrémité antérieure. Le plus souvent il est possible de percevoir, par la palpation abdominale sur les côtés de la tête les becs des cuillers faisant une saillie plus haut que la base du crâne.

Cette perception doit être cherchée (M. Fochier, communication orale), et c'est là la garantie la plus sûre d'une prise suffisante, au point de vue de la réduction de la tête.

Quant à l'énergie de la prise, au point de vue des tractions à exercer, elle a donné lieu à des modifications instrumentales intéressantes.

Déjà le Dr Lauth (*loc. cit.*) note dans sa thèse inaugurale les différents auteurs qui ont essayé de remédier aux divers inconvénients ayant trait soit à la solidité et à la longueur de la prise, soit à la protection des parties maternelles.

Ces instruments, qui sont plus ou moins complexes, agissent

les uns comme perforateurs et céphalotribes et, parmi eux, nous citerons ceux de Fried, de Finizio, de Hüter fils, de A. D. Valette de Lyon, etc.; les autres agissent à la fois par section et broiement, tels que le labitôme de Ritgen, les céphalotribes-scies de MM. Péan et Tarnier; dans quelques-uns, des couteaux sont ménagés à la face interne des cuillers pour perforer le crâne au moment du broiement.

Nous ne donnerons certainement pas la description de tous ces instruments, dont plusieurs déjà ont été l'objet de dissertations intéressantes ; nous ne parlerons que brièvement des principaux céphalotribes parus ou connus depuis 1863, et nous citerons ceux qui nous ont paru intéressants à cause des modifications qu'ils présentent.

Le Dr H.-M. Cohen, dans un article paru dans la *Gazette hebdomadaire* de Berlin (1), décrit un instrument qui sert à la fois de perforateur et d'extracteur. Son céphalotribe perforateur, qui ne ressemble ni au céphalo-trépanothlaste de Huter fils, ni au labitôme de Ritgen (2), est intéressant en ce que ses branches sont armées d'un couteau qui agit à la fois par section et par pression. Les deux couteaux restent cachés dans l'enfoncement des cuillers, pendant qu'on l'applique, et ne se dégagent que lorsque la vis a déjà déterminé un certain degré de rapprochement de celles-ci.

Une autre particularité qui prouve que l'auteur se préoccupait principalement du glissement du céphalotribe ordinaire, c'est la présence de dentelures sur le bord supérieur des cuillers, dentelures dont l'angle rentrant ainsi que le bord supérieur sont arrondis pour ne pas léser les parties maternelles.

(1) *Berliner Klinische Wochenschrift*, 1874, page 488.
(2) Thèse de Lauth ; — Strasbourg, 1863, page 118-119.

L'ouverture du crâne faite par l'instrument ne peut donc blesser, dit l'auteur, les parties molles par des arêtes tranchantes, car elle est recouverte par les grandes branches. Cet instrument lui semble précieux dans les présentations de la face où, lorsqu'on est obligé d'opérer sur les cavités orbitaires, la matière cérébrale n'est pas évacuée facilement.

Les avantages principaux que l'auteur croit tirer de son céphalotribe, et il s'en est servi 11 fois dans l'espace de 10 années, sont les suivants :

Il protége les parties molles de la mère, puisque les couteaux sont entièrement cachés.

Il ne peut glisser, ayant ses bords dentelés.

Dans une discussion qui eut lieu au sujet de l'instrument de Cohen à la société de gynécologie de Berlin (1 , le Dr Martin cite cinq cas de céphalotripsie avec tête venant dernière ; il y eut 5 morts, mais les femmes avaient été apportées à la clinique dans un état lamentable, après avoir subi déjà en ville des applications réitérées de forceps ; dans trois cas, on avait tenté de faire la version. Ces insuccèsne peuvent donc pas être mis sur le compte du céphalotribe seul, dit-il. L'opération, en ce qui regarde l'application de l'instrument, fut plus facile que dans les cas ou la tête se présente la première à l'entrée du bassin.

Le Dr Fasbender donne aussi, dans la même séance, le résumé de 11 céphalotripsies faites par lui. Le premier cas, il ne le compte pas, vu qu'en arrivant auprès de la malade, il constata une rupture de l'utérus dont la femme mourut. Quant aux 10 autres, il y en eut 7 où la tête vint la première et sur ces 7 femmes, il en soigna une seule qui guérit. Chez les

(1) *Berliner Klinische Wochenschrift*, 1874. Tome 2, page 498.

6 autres, on avait déjà fait, avant la céphalotripsie, des applications infructueuses de forceps ; 2 moururent en couches, la troisième mourut d'une péritonite et les autres probablement de rupture utérine.

Quant à la céphalotripsie, la tête venant dernière il l'a faite trois fois et sans perforation, et, chaque fois, la mère guérit ; et précisément, dans ces cas, il considère le céphalotribe, dont l'application ici ne lui a jamais été bien pénible, comme un instrument recommandable, qui n'est pas dangereux s'il est manié selon les règles de l'art.

Nous voyons, d'après ce compte-rendu, que malgré sept insuccès, qu'on peut mettre, d'après l'auteur, sur le compte de l'expectation, des versions tentées ou d'applications successives du forceps, l'emploi du céphalotribe a pu avoir lieu sans beaucoup de difficultés.

Le professeur Wasseige, de Liège, a présenté, en 1877, à l'Académie de Médecine de Belgique (1) un instrument nouveau sous le nom de lamineur céphalique, tenant à la fois du céphalotribe et du crânioclaste. Cet instrument se compose de deux branches. La branche gauche, présente un pivot pour l'articulation et une large fenêtre s'étendant du bec à l'entablure; les deux jumelles sont sur le plat, légèrement courbées dans la partie supérieure pour s'accommoder à la convexité de la tête. La branche droite est pleine, mince et courbe sur le plat comme sa congénère. Cet instrument s'emploie comme le céphalotribe ordinaire ; ensuite, la tête broyée, on continue de serrer la vis de pression ; alors la branche droite pénètre dans la fenêtre de la branche gauche en laminant les os.

On trouve noté, dans la *Revue des Sciences médicales* (2)

(1) *Bulletin de l'Académie de Médecine de Belgique*, 1877, n° 7.
(2) *Revue des Sciences médicales*, tome XI, (6° année, p. 182).

la relation de deux observations de laminage de la tête,
pratiqué sur le vivant par le professeur Wasseige, dont nous
allons donner un résumé succinct et dont l'une prouve que
malgré le broiement de la tête, l'extraction n'a pu se faire
avec le lamineur.

Dans le premier cas, il s'agit d'une femme rachitique dont
le bassin rétréci mesurait 74 millimètres dans le conjugué.
Il y avait procidence du cordon avec présentation du sommet,
deux tentatives infructueuses pour le forceps ; crâniotomie
avec le perforateur de Blot ; ensuite, le lamineur céphalique
est appliqué et on fait l'extraction d'un enfant qui pesait
2,500 grammes. Dans le deuxième cas, c'est une femme
également rachitique avec un conjugué de 54 millimètres.
Présentation du sommet. Après avoir pratiqué la dilatation
digitale du col utérin, on perfore la tête avec l'appareil de
Blot, et on applique le lamineur. La tête est écrasée sans
peine, mais la traction exercée sur l'instrument n'amène que
des débris du crâne ; la version podalique amène un enfant
qui pèse 3 kilogrammes.

Vers cette époque, nous trouvons aussi un mémoire d'un
défenseur du céphalotribe (1). Bien qu'il ne renferme la description d'aucun instrument nouveau, nous croyons opportun d'en signaler la teneur et les conclusions.

L'auteur de ce mémoire, Kleinwæchter, après un court
historique, dit que le meilleur instrument pour l'extraction
du fœtus est le céphalotribe qui, pour être employé avec
avantage, doit être précédé de la perforation du crâne, car
autrement en rétrécissant un diamètre dans un sens, on
l'augmente dans l'autre.

____

(1) *Die perforation und die Extraction des perforirten.* —
Fruschtschaedel ; Wiener Klinik ; Jüli 1873, KLEINWAECHTER.

Kleinwæchter arrive aux conclusions suivantes : Le céphalotribe doit être employé quand, après le cránio-tomie les moyens de douceur ne donnent pas de résultat pour l'extraction; quand la tête arrachée ou coupée du tronc est restée dans l'utérus ; quand on n'a pas réussi à faire éclater une tête hydrocéphalique, ni par les mains, ni par le forceps ; quand on veut saisir et extraire d'autres parties fœtales fixées dans le bassin et constituant ainsi un danger pour la mère. La céphalotripsie en elle-même n'est pas plus grave que la perforation, mais le pronostic est plus sérieux, parce qu'on ne la fait que dans les cas extrêmes. — L'auteur blâme ensuite la conduite de certains accoucheurs qui, après la perforation du cráne, cherchent à faire la ver-sion podalique ; cette pratique, dit-il, est inutile et dange-reuse.

Dans ces dernières années, M. le Dr Bailly (2) a fait cons-truire un céphalotribe fenêtré tenant à la fois du céphalo-tribe ordinaire et du forceps. Il y a la force du premier, les cuillers larges et concaves du second ; leur face interne est relevée de pointes qui s'incrustent dans la tête. La plus grande largeur des cuillers est de 45 millimètres ; quand elles se touchent par leur extrémité libre, leur plus grand écartement est de 55 millimètres et l'espace elliptique qu'el-les circonscrivent offre un diamètre transversal de 40 milli-mètres en arrière.

Depuis le mois de mai 1872 jusqu'en 1874, M. Bailly a pratiqué 8 fois la céphalotripsie avec son instrument, et 8 fois il a compté un succès. — Dans les cinq cas qui sont relatés dans la *Gazette des Hôpitaux*, 22 et 27 janvier 1874, l'extraction par le céphalotribe fenétré précédée de la

(2) *Gazette des Hôpitaux*, jeudi 22 janvier 1874,

perforation a chaque fois été suivie, dès la première application, de la sortie de la tête ; elle n'a été faite toutefois que dans des rétrécissements modérés, variant de 0,08 à 0,09 centimètres.

M. Bailly soutient que quelle que soit l'habileté du chirurgien et son habitude des opérations obstétricales, il ne lui sera jamais donné de réussir huit fois de suite sans que pendant les tractions, la tête échappe au moins en partie à l'étreinte de l'instrument.

M. Tarnier lui reproche surtout son volume, son épaisseur minimum étant de 0,055 millimètres, de sorte qu'il croit qu'il n'est pas possible de s'en servir dans un rétrécissement considérable. Ce dernier accoucheur a fait construire un céphalotribe (1) ayant les dimensions et la forme d'un céphalotribe ordinaire, avec la vis de pression de M. H. Blot ; les cuillers, au lieu d'être pleines, sont percées de trois fenêtres ovalaires placées de distance en distance. Entre les fenêtres se trouvent des traverses métalliques légèrement concaves et étendues d'un bord à l'autre de la cuiller. Ces traverses font saillie sur le fond de la cuiller et elles sont assez étroites de haut en bas pour déprimer le cuir chevelu et en quelque sorte s'y incruster ; les fenêtres et les traverses sont sur chaque cuiller placées à des hauteurs différentes.

Les auteurs dont nous venons de citer, soit les opinions soit les instruments, se sont tous préoccupés d'assurer l'extraction par le céphalotribe en augmentant la solidité de sa prise sur la tête broyée. Cela prouve que M. le professeur Pajot n'a pas obtenu gain de cause auprès de tous les accoucheurs et n'a pas entraîné toutes les adhésions en faveur de

(1) *Bulletin de la Société de chirurgie de* 1875, page 865.

la « céphalotripsie répétée sans tractions ». Mais les tentatives du professeur de Paris relèvent, croyons-nous, d'une
idée qui peut être féconde, si elle est réalisée par d'autres
moyens que l'expectation prolongée et les manœuvres ré-
pétées à longs intervalles. Depuis la publication de son mémoire (1), il n'y aurait eu, d'après M. Pajot lui-même,
jusqu'en 1872 que deux céphalotripsies sans traction.
Cela tient sans doute à ce que les accoucheurs sont
de plus en plus opposés aux interventions en plusieurs
temps d'une façon générale, parce que le plus souvent l'extraction immédiate s'impose comme une nécessité, lorsqu'on
est appelé à faire la céphalotripsie. Il suffit souvent, en effet,
d'un faible degré de fièvre traumatique, provoquée par une
première tentative, pour aggraver singulièrement les
conditions d'une seconde intervention, faite quelques heures
après la première. C'est là un fait reconnu. L'opération,
telle que la pratique M. Pajot, suppose en outre que l'ac-
couchée, ou au moins l'utérus, conserve ses forces jusqu'à la
fin de l'expulsion. Quoiqu'il en soit des préceptes de
M. Pajot, au point de vue de leur application, ces tentatives
et ces succès sont bien propres à faire saisir les
difficultés et les dangers de l'extraction après la céphalotripsie et malgré six succès sur huit cas. Ce que le professeur a cherché à réaliser surtout, c'est « l'adaptation » de la
tête, soit dans l'intervalle des broiements, soit après l'achè-
vement de la céphalotripsie. Il n'a pas paru à l'auteur qu'il
y eut de meilleures conditions pour cette adaptation que la
liberté absolue d'évolution laissée à la tête soumise à l'im-

(1) De la céphalotripsie répétée sans traction ou méthode pour
accoucher la femme dans les rétrécissements extrêmes du bassin,
par Ch. Pajot. (*Archives générales de médecine de* 1863, page 513.)

pulsion des contractions utérines. M. Pajot, contrairement
aux préceptes donnés par quelques uns de ses prédécesseurs,
a jugé difficiles ou dangereux les mouvements de rotation
artificielle de la tête saisie par le céphalotribe et n'a pas
cherché à analyser les conditions dans lesquelles l'adaptation artificielle suppléerait avantageusement l'adaptation
naturelle; nous essayerons de le faire dans le chapitre
suivant.

CHAPITRE III

Des rotations artificielles et de la traction avec liberté d'évolution de la tête après la céphalotripsie.

L'augmentation du diamètre de la tête fœtale perpendiculaire au diamètre serré par le céphalotribe, la nécessité de changer la situation de ce diamètre allongé, placé presque toujours au début dans le sens antéro-postérieur, paraissent maintenant d'une telle importance, lorsqu'il s'agit de compléter le broiement ou d'engager la tête réduite, qu'on s'explique difficilement, que l'inventeur du céphalotribe (Baudelocque neveu) n'en ait pas tout d'abord reconnu la portée, et que le précepte d'opérer des rotations artificielles n'ait pas suivi de près les indications du broiement dans le sens transversal du bassin. Cela tient sans doute à ce que le premier céphalotribe était sans courbure pelvienne et que la rectitude de son axe rendait jusqu'à un certain point sa situation indifférente. Malgré l'application par Cazeaux de la courbure sur les bords au céphalotribe, il faut arriver jusqu'à Chailly pour trouver formulés les préceptes concernant les rotations artificielles.

$$- 33\tfrac{1}{2} -$$

Depuis lors, les auteurs ont répété ce précepte, les uns n'y voyant qn'un moyen de rendre plus fructueux un second broiement, les autres y voyant en même temps un procédé destiné à faciliter l'engagement de la tête. Nulle part l'utilité des rotations artificielles n'a été aussi complètement développée que par M. Tarnier (1) : « Pour changer les rapports de la tête avec le bassin, on imprime doucement au céphalotribe un mouvement de rotation assez étendu, pour que le diamètre allongé de la tête vienne correspondre au diamètre oblique du bassin ; mieux vaut même exagérer encore ce mouvement jusqu'à ce que le céphalotribe ait exécuté un quart de rotation sur son axe; car, dans cette nouvelle situation, la tête répond par sa partie aplatie au diamètre sacro-pubien qui est presque toujours étroit, et par son diamètre allongé au diamètre transverse qui est en général assez large pour se laisser traverser sans obstacle. Dans la plupart des cas, des tractions modérées suffisent, et la tête descend bientôt dans l'excavation ; on doit alors faire tourner de nouveau la tête pour ramener son grand diamètre dans le sens antéro-postérieur, et les deux cuillers du céphalotribe sortent en rapport avec les deux branches ischio-pubiennes ; en cas de difficultés, quelques tâtonnements indiqueraient bientôt quelle direction plus favorable on devrait leur donner. »

A voir la façon simple, calme, et méthodique dont ces préceptes sont donnés par l'éminent chirurgien de la Maternité de Paris, il semblerait qu'il n'y eût rien de plus facile, de plus régulier et de plus réglé que ces rotations artificielles. Mais il n'y a qu'à consulter les observations détaillées, l'expérience des accoucheurs, pour se convaincre que la réalité

(1) TARNIER, *in Traité d'accouchements de Cazeaux*, 9ᵉ édition, page 1099.

est plus compliquée. M. Tarnier lui-même ne dit-il pas, quelques lignes plus loin, que lorsqu'on veut saisir la tête dans un nouveau sens « l'instrument a une grande tendance à s'engager dans le sillon qu'il a tracé une première fois, et que c'est ici une des plus grandes difficultés contre lesquelles on ait à lutter » ? Ne reconnaît-il pas « avec le docteur Bertin, que la version pelvienne employée après la céphalotripsie, est destinée à rendre de grands services » à cause surtout de la liberté d'évolution et d'adaptation de la tête, pendant l'extraction ? De tout cela on peut conclure qu'en s'en tenant aux résultats de l'expérience, les rotations artificielles ne donnent pas les résultats qu'on serait à *priori* en droit d'en attendre.

Cherchons maintenant à analyser les causes qui rendent ces rotations artificielles si rarement efficaces et nous verrons qu'il est presque toujours impossible de désigner à l'avance avec précision dans quel sens il faut les exécuter.

Etant donnés d'une part l'irrégularité et l'asymétrie habituelles des retrécissements très-prononcés du bassin, d'autre part, ce fait que la tête céphalotripsiée ne présente souvent une indifférence relative de forme que dans une de ses parties, on conçoit qu'il est très-difficile de dire à l'avance dans quel sens il faut opérer une rotation artificielle de la tête broyée pour obtenir ou faciliter son adaptation au bassin rétréci. C'est là un problème à deux inconnues, où l'on n'a qu'une équation incomplète, à savoir, les données du toucher et de la mensuration.

Au contraire, dans les cas où l'on peut espérer un enfant vivant par le forceps ou par la version, les notions récemment acquises sur la marche du travail dans les bassins rétrécis, sont peut-être les plus utiles pour le diagnostic de la forme du rétrécissement et des indications qui en résultent. Une des deux inconnues, la forme du rétrécissement, se dégage de cette donnée nouvelle, de ce commencement d'engagement sous les efforts de la nature, l'autre inconnue, la forme de la tête, n'existe pas, puisque cette tête ne peut être déformée que dans de certaines limites, et dans certains sens que le toucher peut faire reconnaître. Même dans ces cas, malgré les travaux de Naegelé et surtout de Michaelis et de ses successeurs (Litzmann, Olshausen, von Haselberg), il est rare encore que l'indication soit assez formelle et précise au détroit supérieur pour qu'on renonce aux avantages d'une force considérable de traction et qu'on s'en tienne à la bonne direction d'une force modérée.

Toutes les fois, en effet, que l'accoucheur, dans une application de forceps, croira pouvoir, à l'aide de rotations ou d'inclinaisons dans un sens donné et précis, réaliser un mouvement de la tête utile à l'engagement, il devra employer une force constante, maîtresse d'elle-même, et par suite ne jamais atteindre, pendant qu'il fera la rotation, la limite de l'effort qu'il peut appliquer à la traction. Il s'ensuit une cause formelle d'insuccès si l'on ne se sert en même temps d'une traction surajoutée à l'effort d'adaptation et surajoutée sans pouvoir nuire à sa direction et à sa précision.

S'il en est ainsi pour le forceps, où l'on connaît et la forme de la tête et celle du rétrécissement, il en doit être *a fortiori* de même pour le céphalotribe, où les deux données primordiales demeurent toujours plus ou moins dans l'ombre.

Mais au lieu de rester dans les généralités, passons à des cas particuliers que nous ne supposerons jamais ni aussi nombreux, ni aussi complexes qu'ils peuvent se présenter dans les faits de rétrécissement extrême du bassin.

Le cas le plus simple est certainement celui où le bassin

reste symétrique, où l'on peut choisir indifféremment la gauche ou la droite pour y faire passer la portion de la tête qui est restée la plus volumineuse sur les côtés du diamètre broyé par le céphalotribe. Que la main saisissant les manches de l'instrument imprime, du côté où elle paraîtra la plus utile, une rotation d'un quart de circonférence, capable de ramener dans le conjugué le diamètre réduit par le céphalotribe, alors la tête rencontrera des résistances impossibles à calculer, à prévoir, aux deux extrémités du diamètre transverse. Ces résistances pourront être différentes et tenir soit à un broiement inégal de la tête, soit même à la pression exercée sur la marge du bassin par l'extrémité des cuillers reportées sur le côté d'une façon exagérée par suite de la courbure pelvienne de l'instrument. Que l'effort de traction exercé sur les manches à ce moment ne laisse pas la tête libre d'évoluer autour du diamètre saisi, et cette traction va s'épuiser en pressions inutiles sur le détroit et en pressions dangereuses si c'est le bec des cuillers qui comprime les parois utérines; que si, au contraire, l'effort de traction laisse la tête libre de se fléchir ou de s'étendre (en la supposant saisie par le bi-pariétal), on verra en général la portion de cette tête située du côté de la convexité de la courbure pelvienne, descendre la première, par suite de la plus grande résistance du côté des becs des cuillers. Ce sont là des mouvements prévus dans une certaine limite, des inégalités de résistance que peut percevoir une main expérimentée (tâtonnements de M. Tarnier), mais qui ne peuvent être affirmés et reconnus par la majorité des praticiens, et qu'il vaut mieux dès lors, en général, livrer à la direction des résistances pelviennes elles-mêmes. Cela est d'autant plus vrai que le plus souvent un certain effort est utile pour profiter de la réductibilité de la tête et mouler ce corps devenu ductile sur les anfractuosités pelviennes, et que cet effort de traction oblitèrera toujours la sensibilité nécessaire à la perception de l'inégalité de résistance dans le sens où la rotation sera possible.

Ce sont là des considérations qui ont une force bien plus grande pour les bassins asymétriques. On n'a qu'à prendre comme type de ces bassins, les déformations obliques-ovalaires relevant de la synostose sacro-iliaque unilatérale, et à consulter les observations où sont narrées par le menu, les manœuvres de céphalotripsie, et l'on verra que le défaut de connaissance de la forme du rétrécissement a souvent mis dans l'embarras des accoucheurs fort exercés, lorsqu'il s'est agi de procéder à l'extraction et que là, plus qu'ailleurs, le céphalotribe a dû laisser la place aux pinces à os ou aux crochets, pour terminer l'extraction.

Dans ces bassins asymétriques avec une tête broyée et réductible d'une façon inégale, on peut s'attendre aux évolutions les plus compliquées (observation I), à des combinaisons imprévues de rotation de la tête autour de ses différents axes; on pourra constater des extensions succédant à des flexions, des rotations à droite survenant après des transports à gauche; on pourra voir le diamètre allongé de la tête refuser de s'engager à travers l'oblique auquel on le présente tout d'abord, pour aller chercher l'oblique opposé, par une rotation complémentaire de 45°. Tous ces faits sont bien propres à justifier l'application au céphalotribe d'un mode de traction capable de laisser la tête libre d'évoluer suivant les résistances que lui oppose le bassin. La force utérine agit ainsi, mais nous avons vu pourquoi, en général, il fallait savoir ne pas attendre ses effets. La traction sur le cou, après la version, assure aussi, dans une limite suffisante, la liberté d'évolution de la tête; mais, sans parler des cas où la version est devenue impossible, par suite de la contracture de l'utérus, ne se résignera-t-on pas toujours avec une certaine difficulté à faire passer dernière une tête dont on ne connait pas d'une façon certaine le degré de broiement ou de réductibilité (1).

L'attache au centre de figure dont M. Chassagny a doté le forceps, a été appliquée au céphalotribe par M. Laroyenne, ex-chirurgien en chef de la Maternité de Lyon. Des fentes ont été ménagées vers le milieu de la courbure sur le plat d'un céphalotribe de Bailly, fentes par lesquelles on fait passer de forts rubans de fil, sur lesquels on exerce les tractions comme dans une application de forceps (2). Les tractions sont exercées sur ces lacs (auxquels est adapté un dynamomètre) par un où plusieurs aides. Pendant ce temps, le chirurgien, une main à l'entablure ou sur les manches, un doigt dans le vagin, surveille la prise, suit l'évolution de la tête et imprime au besoin des mouvements de rotation que n'entrave pas une traction sur les lacs lors même qu'elle est considérable. Depuis cinq ans qu'un céphalotribe à prise solide et l'attache au centre de figure sont employés à la Maternité de Lyon, l'extraction, après la céphalotripsie, est devenue beaucoup plus facile, et quoique nous n'ayons pu réunir toutes les observations où ce mode d'application du cépha-

---

(1) Il est bon néanmoins de faire remarquer que l'absence d'un instrument sur la tête dans la version après la céphalotripsie, ou dans la céphalotripsie sans traction, aura pour avantage non-seulement de ne pas augmenter le volume de la tête de celui de l'instrument, mais surtout de laisser la tête malléable dans toute son étendue et de permettre au diamètre broyé de se réallonger si cela est nécessaire pour l'adaptation de la tête broyée.

(2) LAROYENNE. — *Lyon Médical*, 1875, page 617 et suivantes (22 août). — FOCHIER. — Sur la limite des tractions compatibles avec la survie de l'enfant. — *Lyon-Médical*, mai 1879.

lotribe a été mis en usage, il nous a semblé que les deux dernières, qui nous ont été communiquées par M. Fochier, présentaient des détails d'un intérêt suffisant pour justifier, au nom de l'expérience, les avantages que nous attribuons à la liberté d'évolution de la tête.

Dans quelles limites l'attache au centre de figure assure-t-elle cette liberté d'évolution ? Nous renvoyons, pour apprécier cette question, à l'ouvrage de M. Chassagny et aux diverses discussions suscitées par ses nombreuses présentations. Nous nous bornerons à dire qu'elle paraît réalisée dans des limites suffisantes en pratique , pourvu que la direction de la traction ne fasse pas un angle de plus de 35 à 40 degrés avec l'axe du détroit supérieur.

Il nous paraît plus opportun, plus en rapport avec l'objet de notre thèse, de chercher dans quelle étendue on peut combiner les rotations artificielles avec l'attache de la traction au centre de figure, de voir si dans certains cas même, la liberté d'évolution laissée à la tête, ne pourrait pas avoir des effets nuisibles, au point de vue de l'engagement et de l'extraction de la tête broyée.

Parlons d'abord de l'engagement qui est le fait capital dans un bassin vicié. Si, sous l'influence d'une poussée ou d'une traction suivant l'axe du détroit supérieur, le grand diamètre de la tête en rapport avec le conjugué, tourne pour se mettre en rapport avec un oblique ou le transverse, c'est qu'une déclivité plus ou moins prononcée mène de celui-là à ceux-ci, le diamètre allongé de la tête. Cette déclivité ne peut exister qu'au niveau des deux extrémités de ce diamètre de la tête, par lesquelles il appuie sur la marge du bassin. Il suffira le plus souvent que la déclivité soit très-prononcée du côté de l'une de ces extrémités, pour que la rotation se produise. Or, c'est là une condition qui se trouve au début de la rotation du diamètre allongé dans tous les bassins notablement retrécis. Ce n'est pas seulement l'angle sacro-vertébral qui est projeté en avant, mais aussi toute la partie sus-jacente de la colonne lombaire. Tant que la tête rencontrera en arrière cet obstacle, une impulsion dans le sens de l'axe aura inévitablement pour effet de reporter au niveau d'une symphyse sacro-iliaque, l'extrémité postérieure du diamètre allongé, et le fait de la projection en avant du promontoire et de la colonne vertébrale, suffit à expliquer la rotation jusqu'au diamètre oblique le plus voisin, lors même que le conjugué minimum serait situé (comme cela arrive souvent dans les bassins rétrécis) au dessous du diamètre transverse.

Il est plus difficile de trouver un plan incliné capable de mener la tête d'un diamètre oblique au transverse. Aussi, est ce surtout dans ce cas, si l'engagement ne se fait pas, qu'on est autorisé à imprimer aux manches du céphalotribe un mouvement modéré de rotation. (Observation II.) On pourra voir alors la tête ne pas s'arrêter au transverse, et passer de l'oblique opposé au premier dans lequel l'engagement n'avait pu s'opérer (*idem*).

Dans les bassins asymétriques, les rotations naturelles n'ont pas toujours de la tendance à s'effectuer dans le sens utile; il faudra surtout se méfier de la liberté d'évolution laissée à la tête dans le bassin de Nægelé, et d'une façon générale, chercher à voir quel est l'oblique très-voisin de l'antéro-postérieur qui est le plus long, pour y conduire le diamètre allongé de la tête. Les connaissances sur le mécanisme de l'engagement dans les bassins asymétriques, ne sont pas assez avancées, pour qu'avec ma faible expérience, je puisse me permettre d'insister sur ce point difficile.

L'engagement une fois obtenu, si l'excavation et le détroit inférieur sont plus larges que le détroit supérieur, ce qui est le cas ordinaire, l'extraction ne présentera pas de difficultés. Si, au contraire, l'on a affaire à un bassin plus ou moins en entonnoir, les difficultés les plus grandes peuvent se présenter, et c'est dans ces cas surtout qu'il parait difficile d'éviter l'attrition ou la déchirure des parois vaginales, malgré le broiement de la tête. C'est alors qu'il conviendrait sans doute de faire suivre le broiement de la fragmentation, et de se servir des pinces à os les plus perfectionnées après avoir préparé leur application par celle du céphalotribe.

OBSERVATIONS

Observation I

(Communiquée par M. FOCHIER).

RÉTRÉCISSEMENT RACHITIQUE ASYMÉTRIQUE. — TRAVAIL DURANT DEPUIS 7 JOURS. — PROCIDENCE DU BRAS DROIT JUSQU'A L'ÉPAULE. —. RÉDUCTION. — PRÉSENTATION DU SOMMET. — CRANIOTOMIE ET CÉPHALOTRIPSIE. — ÉVOLUTION COMPLÈTE DE LA TÊTE.

Le 20 mai 1879, à huit heures du soir on amène à la Maternité de la Charité, la nommée E. V...., âgée de trente ans, qui était partie le matin de son domicile situé à Néronde (Loire), et qui avait supporté ainsi une heure de voiture et quatre heures de chemin de fer. Cette malade était aux douleurs depuis le 13 mai, jour où le travail avait débuté le matin par la perte abondante des eaux. Un médecin, appelé le 18, avait conseillé le transport à Lyon à cause de la gravité du cas.

La malade se trouvait dans un état lamentable. Les extrémités étaient froides, le pouls petit, les gencives fuligineuses, et cependant les douleurs continuaient violentes et presque sans interruption. L'utérus dur, rétracté et douloureux, ne permettait pas une palpation fructueuse. Par le toucher on constatait un membre supérieur engagé dans le vagin, l'avant-bras replié sur le bras qui pouvait être remonté jusqu'à l'épaule.

Le bassin était rétréci par suite de la projection oblique de l'angle sacro-vertébral qui allait pour ainsi dire à la rencontre de la surface cotyloïdienne gauche refoulée, elle aussi, dans l'intérieur de l'excavation. Aussi bien que le diamètre sacro-sous-pubien mesurât huit centimètres et demi, et que le promontoire parût très-abaissé, ce qui rendait le conjugué minimum moins différent du diamètre mesurable, l'asymétrie du bassin, en inutilisant toute la portion du détroit supérieur située à gauche du diamètre sacro-pubien, rendait en réalité le rétrécissement beaucoup plus considérable qu'il ne le paraissait à la mensuration. La malade est de petite taille, les membres inférieurs (surtout les tibias) présentent des courbures rachitiques manifestes.

M. Fochier arrive à la salle des douleurs en même temps que la malade, fait tout disposer pour une embryotomie et, contrairement à l'habitude, fait anesthésier la malade par l'éther, vu l'état de collapsus dans lequel elle se trouvait. Sa main introduite, il constate que malgré l'engagement profond du bras, la tête se trouve au voisinage du détroit supérieur. Néanmoins, à cause de la largeur de la portion droite de l'excavation, il tente une version. La rétraction de l'utérus arrête la main et l'empêche d'arriver aux genoux ou aux pieds. Alors l'opérateur essaye la réduction du bras et l'obtient avec une facilité relative pendant que la tête vient se mettre en rapport avec le détroit supérieur. Comme l'enfant vivait encore (on entendait les battements doubles du cœur), une application de forceps est tentée, et la traction avec attache au centre de figure par des lacs rapprochés de la commissure postérieure de la vulve, est portée jusqu'à 50 kilogrammes sans autre résultat que celui de faire proéminer la tête au-dessus des pubis, à travers la paroi abdominale.

La crâniotomie est pratiquée, les battements du cœur cessent rapidement sous l'oreille de l interne qui les suit, et l'on applique le céphalotribe fenêtré de Bailly, muni de lacs solides attachés aux points qui correspondent au centre de figure de la tête. Les branches du céphalotribe sont introduites aussi profondément que possible, de telle façon, qu'à travers les parois abdominales, on sent et on voit même les extrémités des cuillers faire saillie sur les côtés de la tête. Le céphalotribe est serré au maximum, et les tractions sur les lacs sont encore portées à près de 50 kilog. Aucun mouvement de rotation ne se dessine, et la saillie de la tête au-dessus des pubis ne fait qu'augmenter. Alors, on effectue une rotation artificielle de 45 degrés environ, le céphalotribe est désarticulé, les branches retirées, puis réappliquées un peu moins en avant que la première fois. La constriction une fois faite, il suffit d'une traction de 20 à 30 kilos pour faire exécuter à la tête des mouvements de rotation complexes et en des sens successivement opposés, de telle façon cependant qu'à la fin la courbure pelvienne du céphalotribe regarde obliquement en arrière et à droite. La tête se dégage, l'occiput en avant ; des tractions modérées suffisent pour obtenir l'engagement des épaules.

La tête était saisie en dernier lieu un peu obliquement, de sorte que les becs des cuillers étaient, l'un en arrière d'une apophyse mastoïde, l'autre en avant de l'oreille opposée. Elle était aplatie dans le sens de cette prise, mais le reste était chiffonné, pour ainsi dire. La face spécialement, était réduite considérablement, les traces des becs des cuillers dans la première application du céphalotribe, se trouvaient au voisinage des angles du maxillaire inférieur, et toute la charpente osseuse de cette face était réduite à l'état de masse élastique et malléable, capable de prendre les formes les plus variées. La perforation avait porté sur le frontal gauche au voisinage de la grande fontanelle.

Pendant toute l'opération, des jets de pulvérisateurs contenant des solutions phéniquées, furent dirigés sur l'orifice vulvaire ; mains et instruments avaient été soigneusement lavés et désinfectés.

Les suites furent simples, relativement à l'état ou se trouvait la malade. Il y eut de la stupeur, et un affaissement profond persistant jusqu'au sixième jour.

Pendant trois jours de suite (à partir du quatrième) la température tomba au-dessous de la normale (à 36° et 35° 5), il y eut des vomissements et des douleurs abdominales sans ballonnement mais avec constipation opiniâtre. Un vin généreux et des liqueurs aromatiques furent les seuls remèdes employés. La convalescence fut rapide à partir du sixième jour, et la malade fut gardée jusqu'au 27 juin, surtout pour attendre l'arrivée de son mari.

Observation II.

(Recueillie par notre ami, M. Paul Cassin, *Interne de la Maternité, service de M. Fochier)·*

Bassin rachitique pseudo-ostéomalacique. — Mort de l'enfant. — Présentation de la tête. — Craniotomie. — Céphalotripsie. — Rotation de 3/8 de cercle au-dessus du détroit supérieur.

Angèle T..., trente ans, dévideuse, entre dans le service de M. Fochier, chirurgien-major de la Charité, le 15 janvier 1880 ; elle est enceinte pour la première fois, et la dernière apparition des règles a eu lieu le 21 mai 1879.

Sa taille qui est très-petite, mesure un mètre 35 c.

Sa colonne vertébrale présente dans la région dorso-lombaire une légère déviation à convexité gauche, en même temps qu'une ensellure très-prononcée. Ses fémurs sont courts, ses tibias fortement arqués.

Au bassin, les crètes iliaques déjetées en arrière, sont courtes, peu élevées ; les deux épines antéro-supérieures sont séparées l'une de l'autre par une distance de 22 centimètres et des tubérosités trochantériennes par un intervalle de 5 centimètres seulement. Le diamètre sacro-pubien extérieur mesure 15 centimètres.

Le ventre tombe au-devant des pubis et offre au plus haut degré la forme en besace.

Par le toucher on constate que l'arcade pubienne est déformée et rétrécie par projection de la branche ischio-pubienne droite; on note aussi la saillie du promontoire et du sacrum, dont le doigt suit facilement toute la face antérieure; le diamètre sacro-sous-pubien mesure 7 cent. 1/2; l'excavation est rétrécie par le fonds des cavités cotyloïdes; le diamètre sacro-cotyloïdien droit pouvait mesurer 5 centimètres seulement, le gauche est un peu plus grand.

La santé de cette femme est actuellement parfaite; chez les ascendants, rien de pathologique à signaler; elle est la plus petite de sa famille. Mise en nourrice jusqu'à cinq mois, elle en revint chétive et souffrante; peu après, une personne qui la portait la laissa tomber de ses bras, et on attribua à cet accident la faiblesse de ses jambes; jusqu'à sept ans, elle dut marcher avec des béquilles. A dix-huit, la menstruation s'établit et depuis, son état de santé a toujours été satisfaisant.

M. Fochier posa le diagnostic : bassin rachitique à forme pseudo-ostéomalacique, accouchement spontané impossible ; fidèle aux principes qu'il avait exposés dans ses « Notes d'obstétrique », où il a consigné le premier cas d'amputation utéro-ovarienne pratiquée en France avec succès, il jugea l'indication suffisante et décida qu'on attendrait le début spontané du travail pour pratiquer l'opération.

Dès lors cette malade fut assidûment suivie et on s'assurait fréquemment que mère et fœtus n'étaient pas en état de souffrance.

Le 29 février, dans la soirée, elle fut prise de douleurs dont elle dissimula d'abord l'existence et sur lesquelles elle n'attira l'attention que quand elles furent trop violentes ; il était alors une heure du matin, la dilatation était à peu près complète, les battements fœtaux étaient très-distincts ; on attendit le jour.

Le 1er mars, à neuf heures du matin, la malade anesthésiée était soumise au dernier examen, quand la poche des eaux se rompit et celles-ci s'écoulèrent teintes de méconium; le cordon était procident. On n'y sentait plus de battement ; l'auscultation la plus attentive ne put révéler les bruits du cœur fœtal, aussitôt M. Fochier se fit apporter le céphalotribe.

La tête se présentait au détroit supérieur en position indifférente ; fixée par un aide, elle fut perforée sur le parietat droit près de sa portion postérieure. L'introduction des branches du céphalotribe fixa la tête dans une position occipito-postérieure ; on en sentait les mors à travers la paroi abdominale saisissant la tête par son petit diamètre. L'écrasement fut fait jusqu'à rapprochement complet des cuillers.

On commença alors les tractions, en les opérant sur des lacs fixés au centre de figure du céphalotribe et les mesurant au dynamomètre. On dut opérer les premières en laissant les lacs en avant de l'articulation des branches, celleci étant tellement rapprochée de la commissure postérieure de la vulve qu'on se fût exposé à la déchirer en opérant de la façon classique. Les premières tractions (40 kilos) eurent l'avantage de déterminer un peu de flexion de la tête qui porta l'occiput à gauche et en arrière. Dès lors les lacs passés derrière le céphalotribe permirent des tractions plus efficaces : on vit alors l'instrument, aidé par la main du chirurgien, accomplir l'évolution suivante : il décrivit les 3[8 d'un cercle, dans la moitié gauche du bassin Viret, sa courbure pelvienne regarde directement en arrière, l'occiput se trouvant porté en avant. C'est là que se produisit l'engagement, la tête parut à la vulve et les mors du céphalotribe lâchant prise, M. Fochier se servit successivement d'un crochet enfoncé dans le menton et d'un lac passé autour du cou pour terminer l'extraction ; le tronc, considérablement réduit, passa en position transversale. La tête complètement laminée était réductible dans tous ses diamétres transversaux ; les orbites étaient vidés.

Les suites de couches furent des plus simples, et aujourd'hui cette malade, encore dans la Maternité, peut être considérée comme guérie.

CONCLUSIONS

1° Les principales difficultés que présente l'emploi du céphalotribe sont relatives à l'extraction, une fois le broiement accompli :

2° La fenestration des cuillers, leur courbure sur les faces, tout en étant un obstacle à la céphalotripsie dans les retrécissements extrêmes (au-dessous de cinq centimètres) constituent un progrès sérieux en ce qu'elles assurent la solidité de la prise.

3° La liberté d'évolution laissée à la tête par l'attache de la traction au centre de figure, doit être érigée en méthode générale après la cépholotripsie ; les rotations artificielles devront être combinées avec la traction à titre de méthode adjuvante dans certains cas déterminés.

9 782019 235444